DE LA

RÉSECTION DE L'APEX

Communication au 1er congrès de stomatologie
PARIS 1907

PAR

Le Dr GUSTAVE BÉAL

DE LILLE

DE LA

RÉSECTION DE L'APEX

Communication au 1er congrès de stomatologie

PARIS 1907

PAR

Le Dr GUSTAVE BÉAL

DE LILLE

DE

LA RÉSECTION DE L'APEX

La résection de l'apex est une opération qui consiste à couper sur place, sans extraction de la dent, l'extrémité radiculaire de cette dent, l'apex infecté et nécrosé, considéré comme entretenant l'infection ou l'irritation des parties voisines.

Toutes les infections alvéolaires, qu'elles soient d'origine pulpaire ou qu'elles aient suivi la voie du ligament dentaire, tous les kystes radiculaires, qui ne sont en résumé que le résultat de néoformations inflammatoires d'origine infectieuse, ont presque toujours leur maximum d'intensité au niveau de l'apex. Quand les produits septiques accumulés au sommet de la racine ne s'éliminent pas rapidement, soit par le canal radiculaire, soit par un chemin tracé à travers l'alvéole, la partie correspondante du ligament dentaire s'infecte, meurt et se détache de l'apex, qui, aussitôt, perd sa vitalité.

D'autres fois, c'est un traumatisme qui provoque cette nécrose de l'apex en rompant à son niveau les fibres du ligament dentaire.

Quoi qu'il en soit, l'apex ainsi nécrosé, des façons différentes que je viens de signaler, joue le rôle de corps étranger dont l'organisme cherche à se débar - rasser. D'où nécessité, si l'on veut une guérison rapide, d'enlever cet apex. Je n'envisage, dans cette note, que les cas nettement caractérisés de nécrose apicale. Il est bien entendu qu'il faudra soigner par les moyens ordinaires, trépanation de la dent, injections, etc.. tous les cas dans lesquels les investigations cliniques ne permettent pas de croire à cette nécrose.

Deux méthodes s'offrent à nous pour l'enlèvement de l'apex : Dans la première, on fait une greffe après résection de la portion de racine nécrosée ; dans la seconde, on supprime sur place cette partie malade. Entre ces deux procédés, je n'hésite plus et j'ai recours chaque fois que la chose est possible (et nous verrons tout à l'heure qu'elle n'est pas toujours pos- sible) j'ai recours, dis-je, au plus simple, à celui qui respecte le mieux les moyens de fixation de la dent, à la résection apicale.

J'ai eu l'occasion, dans ces dernières années, de pratiquer un certain nombre de résections de l'apex, et j'ai été frappé, après en avoir apprécié les heureux résultats, de constater le peu de place que tient cette opération dans les traités spéciaux récents. Cette opé- ration cependant n'est pas nouvelle, car le Dr Claude Martin, notre éminent collègue, en a donné une excellente description en 1881. Depuis cette époque, Rhein et Partsch en Allemagne, Guilford en Angleterre, Weisser à Vienne, Frey chez nous, et d'autres, ont repris cette opération sans toutefois arriver, semble-t-il, à la faire entrer dans la pratique dentaire courante.

Cette opération cependant n'offre aucune difficulté qu'un spécialiste expérimenté ne puisse vaincre. Elle ne nécessite aucun instrument spécial, sauf peut-être un trépan de 5 à 6 millimètres de diamètre avec foret central, dans le genre des trépans de Buttner.

Une fois posée l'indication de la résection de l'apex, comment procéder ?

La première chose, à mon avis, est de s'assurer que le canal radiculaire est perméable. Pour cela, il faut trépaner la dent, si la chambre pulpaire n'est pas ouverte, et débarrasser le canal de tout ce qui peut l'obstruer. Si ce canal est étroit, on doit l'élargir avec des fraises de Gates. Dès que la lumière du canal est suffisante, on opère la désinfection de la racine, puis son obturation. La désinfection rapide peut être pratiquée, et c'est ainsi que j'opère, avec une dilution d'acide sulfurique à 50 0/0. L'on peut, si l'on veut, à ce moment, faire pénétrer, à travers le canal, jusque dans l'alvéole, une goutte de solution d'adrénaline au 1/1000e, de façon à obtenir au moment du grattage de l'alvéole, un champ opératoire relativement exsangue. Martin, dans son mémoire, dit que l'obturation de la racine doit être faite après la guérison de la brèche alvéolaire. Je préfère la pratiquer avant la résection apicale, étant ainsi plus certain d'avoir une obturation faite exactement au niveau du point de section, puisque je couperai en même temps et la dent et la matière obturatrice.

Martin fait cette obturation au ciment. J'emploie la gutta-percha, considérant que le ciment peut se détruire en partie au contact de la sérosité qui se produit sous l'influence du bourgeonnement des parois de la cavité opérée. Comme gutta-percha, il faut encore choisir. D'après les expériences que j'ai faites, j'ai constaté qu'une gutta-percha dure s'étire au moment de la section de l'apex et qu'une préparation du gutta-percha plutôt molle, dans le genre de la gutta de Gilbert, est, à tous points de vue, préférable. Il n'y a aucun inconvénient, pendant le travail de l'obturation de la racine, à pousser cette gutta-percha au delà de l'apex.

Cette obturation de la racine constitue le premier temps de l'opération, telle que je la pratique.

Dans un second temps, je fais l'anesthésie de la muqueuse au niveau de l'apex. Je faisais jadis des injections à la cocaïne. Je préfère actuellement la stovaïne dont l'action paraît plus certaine dans les tissus enflammés, comme le sont presque toujours ceux dans lesquels on opère pour cette lésion.

L'injection faite, aussi soigneusement que possible, j'arrive au troisième temps de l'opération, à l'ouverture de l'alvéole et à la résection de l'apex malade.

Je pratique l'ouverture de la muqueuse au bistouri, et non au thermocautère, comme le conseille le Dᵣ Valérien Pietkiewicz, dans sa thèse sur la cure radicale des fistules. Je fais une incision circulaire ou ellipsoïdale, en partant du sommet de l'apex pour aller jusque vers le milieu de la racine. Le plus souvent, le bistouri fend la muqueuse et pénètre en même temps dans l'alvéole, tant le tissu osseux périradiculaire est ramolli. Si la paroi alvéolaire n'est pas détruite, on peut l'ouvrir soit à la gouge et au maillet, soit, comme l'a indiqué Martin, avec une couronne de trépan.

La résection apicale proprement dite peut se faire de façons différentes. Martin, dans son mémoire, dit qu'il fait cette résection avec des trépans. J'ai essayé de répéter cette opération sur des maxillaires et j'ai trouvé qu'il était très difficile de maintenir son trépan, malgré le foret-guide, dans une position telle qu'il n'y ait aucun danger d'ouvrir les alvéoles voisins. J'ai donc rejeté le trépan, au moins pour la résection de la racine. Un autre procédé consiste à enlever la partie à réséquer avec un ciseau à émail et le maillet. Ce procédé douloureux, mais cependant rapide, nécessite une grande dextérité, car un coup de maillet mal donné peut exposer à des fractures multiples de la racine. Enfin, dans une troisième méthode, plus généralement employée, on fait cette résection avec une fraise à fissure fine dont l'extrémité est arrondie.

Comment peut-on se rendre compte de la partie de la dent qu'il faut enlever ? C'est ici qu'est le point faible de la méthode. Il est certain que la greffe a cette supériorité de permettre d'apprécier l'étendue des lésions. Dans la résection de l'apex, il faut opérer un peu empiriquement, et juger, d'après la zone osseuse ramollie ou d'après la dénudation de la racine, de la plus ou moins grande portion de racine à enlever. Dès que la partie malade de la racine est réséquée, on gratte, soit avec une curette fine, soit avec une fraise ronde, montée sur le tour, toutes les parois de la cavité artificielle créée par l'abcès.

Pendant ce temps de l'opération, on fera, ou mieux l'on fera faire dans la plaie, par un aide, des lavages fréquents avec de l'eau oxygénée à 3 volumes ou avec une solution de formol au millième.

Martin, et avec lui la plupart de ceux qui ont fait ce genre de résection, abandonnent la cavité ainsi produite. D'autres y mettent des pansements à la gaze. Je préfère, s'il s'agit d'une ostéo-arthrite ancienne, avec tissus très altérés, bourrer la cavité, pendant les deux premiers jours, avec du salol pulvérisé. Le salol est, en effet, un excitant qui réveille la vitalité des tissus. Si cette vitalité n'a pas besoin d'être excitée, et de toute façon, après le second jour, je remplis la cavité avec de l'ectogan (peroxyde de zinc).

Les suites de l'opération sont des plus simples. Il n'y a ni douleur ni suppuration consécutives et la cicatrisation qui se fait par bourgeonnement au niveau des parois de la cavité est complète au bout d'une trentaine de jours.

La résection de l'apex, bien que pouvant se faire pour les racines abordables des molaires et pour les racines de toutes les autres dents, est surtout indiquée pour les dents antérieures, dites dents de bouche. Elle n'est pas possible lorsque le canal radiculaire est obstrué d'une façon permanente. J'en ai fait dernièrement l'expérience. Une jeune femme était venue chez moi pour se faire traiter une incisive latérale gauche, atteinte d'une carie du quatrième degré. Au cours du traitement, une sonde en cuivre se brisa dans le canal qui était très étroit. Ne pouvant pas arriver à enlever le bout d'instrument cassé et la racine étant trop mince pour y passer un trépan même fin, j'attendis. Une arthrite infectieuse aiguë se déclara. Ne voulant pas attendre la formation d'un abcès collecté, je pratiquai l'avulsion de la dent, la résection de l'extrémité radiculaire, ce qui me permit d'enlever l'instrument cassé, puis je fis avec succès une greffe par restitution selon la méthode décrite par Cruet sous le nom de « greffe chaude ».

La résection de l'apex n'exclut donc pas la greffe dentaire. Ce sont deux opérations qui se complètent et qui permettent de sauver certaines dents qu'il y ait, ou non, perméabilité du canal radiculaire.

Je m'étonne, comme je l'ai dit en débutant, qu'une telle opération, décrite si bien, il y a vingt-six ans par Claude Martin, ne tienne pas plus de place dans les traités et l'enseignement dentaires actuels. M. Martin, à qui je faisais part de mon étonnement, m'écrivait d'ailleurs dernièrement : « Je ne sais pas pourquoi j'ai beaucoup négligé cette opération qui ne m'a cependant donné que des succès. »

Les observations concernant la résection de l'apex
se ressemblent un peu toutes. En voici quelques-unes :

OBSERVATION I

Mlle D..., 15 ans 1/2, se présente à ma consultation en
mars 1904 en me demandant de lui soigner une incisive
centrale droite supérieure qui lui donne des abcès à répé-
tition.

A l'examen, on trouve une dent ébranlée, une gencive
infectée, tuméfiée et tous les signes d'une ostéo-arthrite
aiguë. Il n'y a pas de fistule. A la suite d'un coup sur la
dent vers l'âge de 13 ans, il s'était déclaré une arthrite
qui avait nécessité la trépanation de la dent. La douleur
avait cessé pour reprendre à des époques plus ou moins
éloignées. A chaque fois, on était intervenu en débouchant
la dent et en la traitant par la créosote.

Je libérai immédiatement la racine de la mèche créo-
sotée qui la remplissait. Quelques gouttes d'un liquide
séro-purulent s'échappèrent du canal. Etant donné la répé-
tition des accidents, je fis une contre-ouverture du côté
de la gencive et pratiquai des injections antiseptiques à
l'eau oxygénée, puis au formol. Quand je crus la suppuration tarie, j'obturai la racine. Au bout de quelques mois,
les accidents se renouvelèrent : je recommençai le traitement. Après un an, fatigué de voir les accidents infectieux
se reproduire, malgré tous mes soins, et certain que l'extrémité radiculaire était nécrosée, je proposai de faire
la résection de l'apex. Cette opération fut pratiquée en

mars 1905. Le tissu osseux périradiculaire étant ramolli fut gratté largement. Les suites de l'opération furent des plus simples. En décembre de la même année, il fut placé une couronne Logan sur la racine ainsi traitée. J'ai revu la jeune fille pour la dernière fois au mois de septembre 1906, et tout allait bien. Il existait seulement une petite dépression et un peu de rougeur au niveau de l'opération.

OBSERVATION II

M. J..., 45 ans, vient me trouver en janvier 1906 pour une première grosse molaire supérieure droite malade. A l'examen, je trouve une dent obturée par un ciment qui ne bouchait pas complètement la cavité cariée. Un pertuis conduisait dans les racines externes infectées. La racine palatine était seule obturée. Du côté gingival et au niveau des extrémités des racines, rougeur intense et petite fistule.

Après avoir débarrassé la cavité de son obturation et de tous les aliments qui s'étaient accumulés sous le ciment, je pénétrai dans les racines externes, un peu difficilement, je fis immédiatement la dilatation des canaux avec des fraises montées sur le tour et essayai de traiter la dent par des injections antiseptiques. Comme le traitement durait depuis quelques semaines, sans guérison complète, M. J... me pria de lui appliquer un traitement plus rapide ou de lui enlever sa dent. Je fis alors la résection intra-alvéolaire des extrémités radiculaires des deux racines externes

après obturation des canaux. L'opération fut plutôt difficile, surtout pour la racine postéro-externe. Tout se ter-
mina cependant bien, et la guérison fut complète au bout
d'un mois. Je plaçai alors une coiffe en or sur la dent et
tout alla bien jusqu'à la mort du patient qui se produisit
accidentellement huit mois plus tard.

OBSERVATION III

M. D..., 22 ans, se présente chez moi le 6 décembre
1904, porteur d'une ostéo-arthrite intense siégeant au
niveau de l'incisive latérale droite supérieure. La dent,
paraît-il, n'a jamais pu être obturée définitivement malgré
tous les traitements de désinfection qu'elle a subis. Ce
jeune homme est un peu pâle, d'aspect lymphatique, mais
ses antécédents sont bons.

A l'examen, je trouve un canal radiculaire bouché avec
une mèche imbibée probablement de créosote. Comme ce
canal est étroit, j'en fais l'élargissement au moyen de fraises de Gates. Du côté de la gencive on aperçoit la trace
d'une fistule petite, siégeant un peu plus loin que l'extrémité de l'apex. Comme je craignais un insuccès avec les
injections, je pratiquai la résection de l'extrémité apicale,
sans avoir fait l'obturation préalable de la racine. La guérison fut complète au bout de vingt-cinq jours. J'obturai
alors la racine à la gutta-percha et un mois plus tard, je
plaçai sur cette racine une couronne Richmond que j'ai
tout lieu de croire en place encore à l'heure actuelle.

OBSERVATION IV

M. H..., industriel, 45 ans, de tempérament sanguin,
avait une incisive latérale droite supérieure qui lui donnait
des poussées fréquentes d'arthrite. Je le vis pour la première fois au commencement de février 1907. Les accidents remontaient à dix ans et avaient débuté par un gros
abcès alvéolaire. Jamais M. H... n'avait voulu qu'on entre-
prenne un traitement sérieux de sa dent, par manque de
temps, dit-il.

A l'examen, on trouve une carie énorme sur la face
postérieure de l'incisive. Dans la racine, on enlève une
pulpe gangrenée. Par la pression sur la gencive, au niveau
de la racine, on constate que l'os est ramolli. J'instituai
immédiatement un traitement désinfectant par les injections antiseptiques à travers le canal radiculaire et l'alvéole
que j'avais ouvert au galvanocautère. Ce traitement n'ayant
pas amené une guérison complète, je procédai à la cure
radicale par la résection de l'apex. La guérison fut rapide,
et, le 13 avril dernier, je plaçai sur la racine amputée une
couronne Richmond. Actuellement tout va aussi bien que
possible. La dent est solide et la gencive tout à fait cica-
trisée ne laisse voir qu'une légère dépression.

OBSERVATION V

Le Dʳ C..., 36 ans, légèrement rhumatisant, a eu dans
son enfance, à la suite d'une chute, le coin de son incisive

centrale supérieure gauche enlevé. La dent a été, à la suite
de ce traumatisme, légèrement déplacée. Elle est d'ailleurs
toujours restée un peu allongée.

En 1898, la dent fut raccourcie à la meule. En 1899,
brusquement, à la suite de surmenage, survint une arthrite
intense avec suppuration. L'abcès fut ouvert au thermocautère. Au bout de quelques jours, et sans autre traitement,
tout rentra dans le calme et s'y maintint jusqu'au commencement de juin 1907, époque à laquelle se déclare une
nouvelle arthrite aiguë, accompagnée de fluxion intense,
le douleurs violentes et de tuméfaction au niveau de l'extrémité radiculaire. La trépanation de la chambre pulpaire,
faite dès la première visite, amène la cessation brusque des
douleurs ; la dent reprend vivement place dans son alvéole
et se refixe en grande partie. Toutefois, la suppuration
persiste malgré les injections. La résection de l'apex et
le grattage consécutif de la cavité, proposés et acceptés,
sont faits le 20 juillet dernier. Les suites furent excellentes,
et aujourd'hui la cavité est comblée à moitié par des bour-
geons charnus de bonne nature. La guérison complète
n'est certainement plus qu'une question de jours.

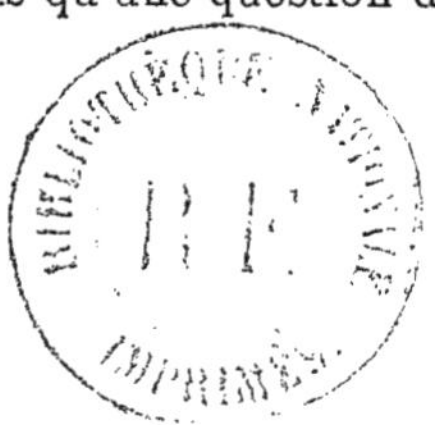

Mayenne, Imprimerie Cn. Colin.